SITZUNGSBERICHTE DER DEUTSCHEN AKADEMIE
DER WISSENSCHAFTEN ZU BERLIN

Klasse für medizinische Wissenschaften
Jahrgang 1950 Nr. III

ERNST MANGOLD

DARMLÄNGE, DURCHGANGSZEIT UND DURCHGANGSGESCHWINDIGKEIT

1951

AKADEMIE-VERLAG BERLIN

Vorgetragen in der Gesamtsitzung vom 30. Nov. 1950
Zum Druck genehmigt am gleichen Tage, ausgegeben am 25. Juli 1951

Erschienen im Akademie-Verlag GmbH., Berlin NW 7, Schiffbauerdamm 19
Lizenz-Nr. 156 · 100/13/51
Satz und Druck: Deutsche Wertpapier-Druckerei VEB, Leipzig, III/18/185
Bestell- und Verlagsnummer: 2010/50/II/3
Preis: 2,25 DM

Inhaltsübersicht

A. Die Darmlänge

I. Die relativen Darmlängen

Im Kreise der Biologen ist die Kenntnis verbreitet, daß die pflanzenfressenden Tiere, die Herbivoren, im allgemeinen einen längeren Darm, relativ zur Körperlänge, besitzen als die omnivoren und die rein fleischfressenden carnivoren Tiere. Man nimmt dabei an, daß die größere Darmlänge der Herbivoren eine Anpassung an die schwerer verdauliche Pflanzennahrung darstellt, die im Gegensatz zur leichter verdaulichen Fleischnahrung einen längeren Verdauungskanal erfordere. Die Unterschiede sind z. T. enorm (s. Tabelle 1 nach HAESLER[12] [s. dort auch die ältere Literatur], HESSE[13], HILZHEIMER[14], v. BUDDENBROCK[4], MANGOLD[32]). So hat das Schaf ein *Verhältnis der Körper- zur Darmlänge* von 1:27, das Muflon von 1:23, dagegen Hecht, Schlei und Schlangen ein solches von 1:1. Es bestehen indessen, wie die tabellarische Zusammenstellung der relativen Darmlängen, getrennt nach Herbi-, Omni- und Carnivoren, zeigt, zwischen diesen Gruppen zahlreiche Überschneidungen der Werte, und die Schwankungsbreite ist in allen 3 Gruppen fast die gleiche; so stehen sich als höchste und niedrigste Werte gegenüber: bei den Herbivoren 1:27 beim Schaf gegen 1:5 bei Kanarienvogel und Schildkröte, bei den Omnivoren 1:26 beim Schwein gegen 1:3 bei der Beutelratte, und bei den Carnivoren 1:32 beim Delphin oder 1:28 beim Seehund gegen 1:2—3 bei der Fledermaus und 1:1 beim Hecht. Auch die zwischen diesen höchsten und niedrigsten liegenden Werte zeigen in den 3 Reihen der Tabelle eine gleichmäßige Abstufung.

Tabelle 1

Relative Darmlängen

Körperlänge : Darmlänge = 1:?

Herbivoren 1 :		*Omnivoren* 1 :		*Carnivoren* 1 :	
Schaf	27	Schwein	26	Delphin Pantoporia	32
Muflon	23	Ratte	11	Seehund Phoca	28
Rind	20	Pekari Dicotyles	10	Erdferkel Orycteropus	16
Steinbock	18	Maus	8	Ameisenigel	7,8
Kamel	12	Braunbär	8	Maulwurf	7
Pferd	12	Huhn	8	Igel	6,6
Reh	11	Mensch	5—7	Fischotter	5,8
Tümmler Phocaena	11	Beuteldachs Perameles	3,5	Hund	5
Gans	11	Beutelratte Didelphys	3,3	Wolf	4,7
Kaninchen	10			Löwe	3
Elefant	7			Fledermäuse	2—3
Taube	7			Schlangen	1
Klammeraffe Ateles	6			Hecht, Schlei	1
Kanarie	5				
Schildkröte Testudo Graeca	5				
Faultier Choloepus	3,7 (8,8 ?)				

Wenn wir daher z. B. die Größenordnung der relativen Darmlänge von 1:5—7 herausgreifen, so finden wir diese vertreten bei den Herbivoren durch Kanarienvogel, Schildkröte, Affen, Taube und Elefant, bei den Omnivoren durch den Menschen, bei den Carnivoren durch den Hund, Fischotter, Igel und Maulwurf, also bei Tieren von ganz verschiedener Organisation, Lebensweise und Ernährung. Und 1:26—28 haben als Vertreter der 3 Gruppen sowohl das Schaf wie das Schwein wie der Fische fressende Seehund.

Hiernach läßt sich ein kausaler Zusammenhang zwischen relativer Darmlänge und Ernährungsregime als allgemeines Gesetz nicht aufrechterhalten.

Die Idee war zweifellos die, daß bei den Pflanzenfressern das durch seinen Gehalt an pflanzlicher Rohfaser so viel schwerer verdauliche Futter allein schon durch die größere Darmlänge besser ausgenutzt und erst hierdurch der Nährstoffbedarf dieser

Tiere voll gedeckt werden sollte. Man dachte bei dem längeren Darm wohl an die Vergrößerung des *Verdauungsraumes* für die aufschließende Wirkung der Verdauungsfermente und Bakterien sowie an die Vergrößerung der *inneren Oberfläche des Darmes*, von der die Fermente abgesondert und die verdauten Nährstoffe resorbiert werden. Für beides kann aber die relative Darm*länge* keinen sicheren Maßstab geben. Denn die Größe des Verdauungsraumes wird nicht nur von der Länge, sondern auch vom Querschnitt des Darmes und seinem entsprechenden Fassungsvermögen bestimmt, und die Größe der inneren Oberfläche wird weitgehend durch die zu ihrer Vergrößerung schon anatomisch bestehenden Einrichtungen beeinflußt, wie es die Darmzotten sind, die die Schleimhautfläche des Dünndarmes beim Menschen um das etwa 20fache vergrößern, oder auch die Faltenspiralen und -netze der Darmschleimhaut und die blindsackartigen, als Pylorusanhänge bezeichneten Darmausstülpungen (s. WUNDSCH[49]), die bei manchen Fischen die Verdauungsfläche wesentlich erweitern, bei der Messung der Darmlänge aber ebenso schwer zu berücksichtigen sind wie allgemein auch die Größe des Blinddarmes und des Magens und dessen etwa vorhandener Vormägen. Solche Organe können offenbar vikariierend für Darmlänge oder andere Teile des Magendarmkanals eintreten. So wird der besonders große Blinddarm beim Pferd als Ersatz für die große Gärkammer des Pansens bei den Wiederkäuern aufgefaßt; HILZHEIMER[14] sieht in der Kammerung des Magens beim Faultier einen Ausgleich für den relativ kurzen Darm; HESSE[13] stellt den relativ mit 1:13 längeren, zottenlosen Darm des Bisamrüßlers Myogale dem mit 1:7 kürzeren, aber zottenreichen Darm des Igels bei gleicher Nahrung dieser Tiere gegenüber.

II. Die Messung der Darmlänge

und ihre Bezugnahme auf die Körperlänge bietet demnach keine erschöpfende Vergleichsmöglichkeit. Hierzu kommt, daß diese

Messungen methodisch gar nicht so leicht einheitlich und einwandfrei vergleichbar durchzuführen sind. Schon die nach dem Tode bis zur Messung der Darmlänge am herausgenommenen Darm vergangene Zeit kann wohl das Ergebnis beeinflussen. Wieweit hierbei die frühzeitig auch in der glatten Muskulatur einsetzende Totenstarre (MANGOLD[25]) die Länge des Darmes mit seiner in diesem Sinne antagonistisch wirkenden Längs- und Ringmuskulatur zu verändern vermag, scheint noch nicht näher untersucht worden zu sein. Nach Ansicht der Anatomen (STIEVE) tritt keine Darmverkürzung durch Totenstarre ein.

Auch bei in Spiritus oder Formalin eingelegten Tieren ist noch nicht festgestellt, ob diese Behandlung die Darmlänge beeinflußt.

Jedenfalls ist aber für deren Messung die Art des Herauslegens des Darmes und des Ausgleichs seiner Windungen von wesentlicher Bedeutung. Ich habe mit HAESLER[12] eine exakte Methode ausgearbeitet, bei der die Darmteile in langen Wannen mit physiologischer Kochsalzlösung suspendiert und durch eine Gewichtsbelastung bis eben zum Ausgleich ihrer Krümmungen ausgestreckt gemessen werden, und habe schon vor längerer Zeit darauf hingewiesen, daß in Anbetracht der vielen Abweichungen in den Angaben der zahlreichen Arbeiten über die Darmlänge der verschiedenen Tierarten neue umfassende und systematische Untersuchungen bei Tieren verschiedener Art, Rasse, Größe und Lebensalter wünschenswert seien, bei denen eine exakte und einheitliche Methode der Messung zur Anwendung gebracht werden müsse[26].

Die Methode der Messung der Darmlänge am Lebenden, die zuerst durch VAN DER REIS und SCHEMBRA[48] beim Hunde und von STIEVE auch am Menschen angewandt wurde und in der Hindurchführung eines langen, dünnen Gummischlauches durch den ganzen Verdauungskanal besteht, dürfte sich für größere vergleichende Untersuchungen, in die auch Tiere mit 20 m Darmlänge und mehr einbezogen werden sollen, kaum eignen und muß wohl spezielleren Versuchen vorbehalten bleiben. Ihre Ergebnisse, obgleich sie die eigentlichen physiologischen Darmlängen angeben, sind auch mit den am Toten gemessenen Darmlängen nicht ohne weiteres vergleichbar, da der lebende Darm infolge seines vom Nervensystem gesteuerten Kontraktionszustandes (Tonus) kürzer ist als der tote, bei dem dieser Spannungszustand wegfällt. Überdies ist auch die Gummischlauchmethode am Lebenden nicht ganz zuverlässig, da NICKEL[39] durch Röntgenkontrolle des Gummischlauches und Sektion der Versuchshunde feststellen konnte, daß sich dabei ganze Abschnitte des Darmes überstülpen (Invagination) und doppelt über den Schlauch legen können, wodurch die Messung der Schlauchlänge zu kleine Werte für die Darmlänge vortäuscht.

III. Individuelle Schwankungen der Darmlänge

Will man nun aus einer möglichst großen Zahl von Einzelmessungen an Tieren derselben Art zu allgemein gültigen Durchschnittswerten gelangen, so wird dies noch erschwert durch die außerordentlich großen *individuellen Schwankungen* der Länge des Darmes und seiner Abschnitte wie Dünn- und Dickdarm. Z. B. variiert allein die Dünndarmlänge beim erwachsenen Menschen schon zwischen 3 und 10 m (SOBOTTA[44]) und bei Silberkaninchen (MEIER[37]) zwischen $2^1/_2$ und 4 m. Wie die Tabelle 2 es zeigt, wurden als Gesamtdarmlänge bei Tauben 71—130 cm gemessen, bei Gänsen 250—365, bei Enten 115—233 cm, bei der Maus 44—63 cm, beim Rind 39—63 m, und bei der Schildkröte Testudo graeca maßen wir (SCHÄFF[42]) 61—99, bei Ratten (MANGOLD u. HAESLER[36]) 117—135 cm. Bei Kaninchen der gleichen Großsilberrasse wurden 467—623 cm gemessen (MEIER[37]). Während beim Huhn die absolute Darmlänge nach sonstigen Angaben 117—260 cm und das Körper-Darmlängen-Verhältnis 1:8 beträgt (s. MANGOLD[27,32]), fand LENKEIT[22] bei 8 Hennen der Rhodeländer Rasse 178—255 mit 1:13—14, sowie bei einigen Leghorns 215—245 cm mit 1:16. Auch diese Unter-

Tabelle 2

Absolute Darmlänge und Durchgangszeit

Tierart	Darmlänge in m		Durchgangszeiten			
	Minimum und Maximum	Mittel- od. Durchschnittswerte	*Beginn in Stunden*		*Ende in Tagen*	
			Minimum u. Maximum	Mittel	Minimum u. Maximum	Mittel
Rind . . .	39—63	51			11—12	**12**
Kamel . .		42			14—22	**18**
Schaf . .	20—42	31	8—15	12	12—20	**16**
Pferd . .	22—40	30	10—37	24	2—5	**3,5**
Schwein .	20—24	22	11—15	13	3—5	**4**
Kaninchen	4,67—6,51	5,6	4—6	5	4—6	**5**
Hund . .	2,3 —7,3	5	10—24	17	1,5—4	**2,7**
Huhn . .	1,17—2,6	1,8	1,5—3	2,2	2—5	**3,5**
Ratte . .	1,17—1,35	1,26	4,5—8,5	6,5	3—7	**5**
Taube . .	0,71—1,30	1	2,5—3,5	3	3—4	**3,5**
Schildkröte	0,61—0,99	0,9	4—7 Tage	3 Tage	35—40	**38**
Maus . .	0,44—0,63	0,54	2,8—3 Std.	3 Std.	7—10 Std.	**8,5** Std.
Kanarie .	0,31—0,38	0,34	¾—1 Std.	1 Std.	2—4 Std.	**3** Std.
Fledermaus	0,2 —0,28	0,23	20—70 Min.	41 Min.	5—9 Std.	**7** Std.

schiede scheinen aber mehr individuell als rassenmäßig bedingt. Denn bei 4 Hunderassen mit Gewichten von 3,4—41 kg und Darmlängen von 228—597 cm variierte die relative Darmlänge nur zwischen 1:5 und 6,8 (E. Mangold[31], nach Kienitz[15]).

Nach dem Gesagten ist es recht schwer, für allgemeinere Betrachtungen brauchbare *Durchschnittswerte für die absolute und relative Darmlänge* zu erhalten, weil so große individuelle Unterschiede vorkommen. Diese sind aber wohl nur ein Beispiel für die individuelle konstitutionelle Variabilität der Organe, wie sie sich etwa auch in der verschiedenen Größe des Gehirns oder der absoluten und relativen Herzgewichte äußert, ohne im Einzelfalle näher erklärt werden zu können.

IV. Der Einfluß der Ernährung auf die Darmlänge

Wie schon bei der Betrachtung der relativen Darmlängen, so konnte man auch zur Erklärung der individuellen Unterschiede der Darmlänge an *Einflüsse der verschiedenen Ernährungsweise* denken. Diese Auffassung schien als Grundlage auch eine experimentelle Stütze erhalten zu haben. Denn eine in vielen biologischen Werken immer wieder reproduzierte, allerdings sehr suggestive Abbildung aus einer Arbeit von BABAK[2] weist darauf hin, daß Kaulquappen bei rein vegetarischer Fütterung einen längeren Darm bekommen können als bei rein animalischer Ernährung. Ich habe bereits mit HAESLER[12] diese BABAKschen Versuche einer eingehenden Kritik unterzogen, dabei auf die Ungleichheit des Ausgangsmaterials an Tieren, auf die nicht einwandfreie Methodik der Darmmessung und auch darauf hingewiesen, daß in der Skizze von BABAK die Darmspirale der pflanzlich ernährten Tiere im Verhältnis zu der der Fleischtiere viel länger gezeichnet ist, als es den Zahlenangaben im Text der Arbeit entspricht. Auch schien uns seine Deutung nicht einleuchtend, daß die hier angeblich festgestellte und wohl im Sinne der ROUXschen Entwicklungsmechanik gedachte, formgestaltende und speziell darmverlängernde Wirkung der Nahrung auf einer Chemomorphose durch die chemische Eigenart der pflanzlichen Eiweißstoffe gegenüber den tierischen beruhen solle. Eher konnten wir uns eine solche, den Darm verlängernde und vielleicht auch erweiternde Wirkung als mechanische Folgen des größeren Volums des pflanzlichen Futters vorstellen. Denn in diesem Sinne bestand bereits eine von F. LEHMANN[17] inaugurierte Theorie der Bauchweitung bei Schweinen durch den Weidegang, der als Vorbereitung für die daran anschließende Mast eine größere Futteraufnahmefähigkeit des Magendarmkanals bewirken sollte. Die eigenen Versuche mit HAESLER an Schweinen[12] und an Ratten[36] ergaben jedoch ebenso wie auch diejenigen unseres Instituts von LENKEIT an Hühnern[22], abgesehen von einer gewissen Tendenz zur Vergrößerung des Dickdarms und Blinddarms als Folge rein pflanzlich-voluminöser Ernährung, keine nennenswerten Unterschiede der Darmlänge und des Fassungsvermögens zwischen den während ihrer ganzen Aufzucht allein mit rein pflanzlicher oder aber mit rein animalischer Kost ernährten Tieren und den Kontrolltieren, die ein normales, gemischt animalisch-vegetabilisches Futter erhielten.

Hiernach darf die Möglichkeit, die individuellen Schwankungen der absoluten und damit auch der relativen Darmlänge bei einer Tierart im wesentlichen auf Einflüsse individuell verschiedener Ernährung zurückzuführen, wohl als widerlegt betrachtet werden. Diese Einflüsse können sich vielmehr nur sekundär in geringem Maße auswirken. In erster Linie ist die entwicklungsgeschichtliche Form- und Größengestaltung der Verdauungsorgane vielmehr offenbar vererbungsmäßig bedingt.

Als Beispiel hierfür sei angeführt, daß nach den Versuchen von TRAUTMANN und SCHMITT (s. MANGOLD[32], S. 60) der Pansen der Ziegenlämmer, der doch nur für die Verdauung des pflanzlichen Futters bestimmt ist, sich im Laufe von 7 Monaten auch bei Fortbestehen der reinen Milchnahrung viel größer als der Labmagen entwickelt. Und nach neuen Versuchen von G. SCHNEIDER (s. USCHMANN[45]) entwickelt sich der Darm eines Axolotl, der in Parabiose einem anderen aufgepflanzt wird und der sich nur aus dessen Blute ernährt, ohne selbst Nahrung aufzunehmen, ganz ebenso, auch im Gewebeaufbau, wie der Darm der selbst fressenden Tiere. Sonst aber wirkt bei Jugendstadien des Axolotl das Fressen verlängernd auf den Darm, Hungern dagegen rückbildend und verkürzend.

V. Beziehung der relativen Darmlänge

Um nun wieder auf die Vergleichung der relativen Darmlänge bei verschiedenen Tieren zurückzukommen, so hat schon HESSE[13], (S. 346) darauf hingewiesen, daß es eigentlich gar nicht richtig ist, die Darmlänge auf die Körperlänge zu beziehen, weil die *Körperlänge* nicht immer im gleichen Verhältnis zu der zu ernährenden *Körpermasse* steht, wie schon der Vergleich zwischen Schildkröte und Schlange zeigt; hier seien vielmehr neue Grundlagen für die Vergleichung nötig. Es wäre eine anziehende und vielleicht lohnende Aufgabe, dieser Anregung folgend die Darmlängen in Relation zur Körpermasse zu setzen; denn diese ist es ja, die vom Darm aus ernährt werden muß. Dabei ist aber auch die *Körperoberfläche* in die Betrachtung einzubeziehen, da ein kleineres Tier nach dem RUBNERschen Oberflächengesetz entsprechend seiner relativ größeren Oberfläche mehr Kalorien pro Einheit seiner Körpermasse umsetzt. Hier wäre an die Untersuchungen von MAGNAN und COLIN (s. LENKEIT[21]) anzuknüpfen, nach welchen die für diese Betrachtungen noch mehr als die Darmlänge ausschlaggebende innere Oberfläche des Magendarmkanals relativ zur Körperoberfläche bei den Pflanzenfressern im allgemeinen am größten ist und das Verhältnis der *Körper- zur Darmoberfläche* beim Rinde 1:2,18, beim Pferde 1:2,97 beträgt, beim omnivoren Schwein mit 1:1,33 in der Mitte steht und bei Hund und Katze mit etwa 1:0,59 am kleinsten ist.

Dies alles würde es aber nicht unnötig machen, neben der absoluten und relativen Länge auch die *Funktionsweise des Darmes* in Betracht zu ziehen. Denn die physiologische Leistung des Verdauungskanals ist vollkommen von dem Chemismus und Mechanismus seiner Teile abhängig, von der Art, Menge und verdauenden Stärke seiner Säfte und von der Kraft und den zeitlichen Verhältnissen seiner das Futter fortbewegenden Motorik, durch deren Abstimmung den verdauenden Fermenten und Bakterien genügend Raum und Zeit gewährt werden muß, um die Nährstoffe des Futters zu erschließen.

In dieser Hinsicht scheint es mir für die biologische Betrachtung und Vergleichung der Darmlängen von größter Bedeutung zu sein, auch die Aufenthaltsdauer des Futters in den einzelnen Verdauungsräumen und im ganzen Verdauungstraktus, mithin die *Durchgangsgeschwindigkeit der Nahrung durch den Magendarmkanal*, zu berücksichtigen. Denn, wie allgemein bekannt, führt ein zu schneller Durchgang, im Extrem ein Durchfall, zu einer mangelhaften Verdauung und Ausnutzung der Nährstoffe, und hat ein zu langsamer Durchgang, im Extrem Verstopfung, durch Verhinderung des Nachschubes eine unzureichende Ernährung zur Folge. Daher wird ein kurzer Darm ein Tier nur dann in ausreichendem Maße ernähren können, wenn die Durchgangsgeschwindigkeit keine zu große ist, ein langer Darm aber nur dann, wenn der Futterdurchgang nicht zu langsam verläuft, um dem stets notwendigen Nachschub Platz zu machen.

Bisher ist aber noch niemals untersucht worden, wie sich die *Durchgangsgeschwindigkeiten bei Tieren mit kurzem oder langem Darm* verhalten, und es wird wohl stillschweigend angenommen, daß hier keine großen Unterschiede bestehen und daß die Zeit, die das Futter für seinen Durchgang braucht, im wesentlichen einfach von der Länge des Darmes abhängt.

Die Durchgangsgeschwindigkeit läßt sich berechnen aus der Darmlänge (Dl.) und der Zeit, die das Futter braucht, um den gesamten Magendarmkanal zu passieren.

B. Die Durchgangszeit

Letztere nennen wir die *Durchgangszeit* (Dz.) und verstehen darunter die Zeit, die vergeht zwischen der Aufnahme einer bestimmten Futterration und der Ausscheidung ihrer letzten unverdauten Reste im Kot. Hierbei unterscheiden wir zeitlich noch den durch das *erste* Erscheinen solcher Reste im Kot erkennbaren *Beginn der Ausscheidung* und das durch das Auftreten der *letzten* Reste im Kot feststellbare *Ende der Ausscheidung*, welches zugleich das *Ende der gesamten Durchgangszeit* anzeigt.

I. Die Bestimmung der Durchgangszeit

kann nur experimentell mit einer besonderen Methodik durchgeführt werden, bei der die Nahrungsportion, die zu einem gegebenen Zeitpunkt verabfolgt wird, durch ein Merkmal gekennzeichnet wird, an dem ihre mit dem Kote ausgeschiedenen Reste dann wieder erkennbar sind. Solche Versuche hat bereits der Vater der Verdauungsphysiologie L. SPALLANZANI[45] an sich selbst wie bei verschiedenen Tierarten angestellt, indem er mit

Nahrung gefüllte kleine Leinwandbeutel verschluckte oder bei Ochsen Messingröhrchen einführte und den Zeitpunkt ihres Wiedererscheinens in den Faeces feststellte. In neuerer Zeit haben einzelne Forscher derartige Versuche wieder aufgenommen, indem sie als Indikator oder Leitsubstanz zur Kennzeichnung des Versuchsfutters und zur Abgrenzung des Kotes verschiedene Stoffe wie Lampenruß, Tierkohle, Sägespäne, Korkstückchen, Heidelbeeren, verschiedene Farbstoffe und auch Chromoxyd oder Eisenoxyd verwendeten. Auch wurde die Entleerung des Magens und der einzelnen Darmabschnitte röntgenographisch mit Kontrastbrei beobachtet.

Das hierdurch immer wieder bekundete Interesse für die Bestimmung der Dz. wird nicht nur durch einen allgemeinen Forscherdrang gerechtfertigt. Vielmehr besteht ein unabweisliches Bedürfnis, die Dz. bei den einzelnen Tierarten zu kennen, *für die physiologischen Stoffwechselversuche*, besonders an unseren Nutztieren, durch die z. B. die Verdaulichkeit der Nährstoffe verschiedener Futtermittel bei ihnen untersucht werden soll. Hierbei darf der dann chemisch im Vergleich zum aufgenommenen Futter zu analysierende Kot nur von dem betreffenden Versuchsfutter herstammen und nicht aus den von anderem früherem Futter etwa noch im Darm vorhandenen Resten. Daher muß man wissen, bis wann diese früheren Reste sicher entleert sind, und muß hiernach die Dauer der Vorfütterung mit dem Versuchsfutter bemessen, die dem analytisch zu verwertenden Hauptversuche voranzugehen hat. Manche der früheren Verdaulichkeitsprüfungen an Tieren und besonders auch am Menschen waren dadurch fehlerhaft, daß die Dz. nicht berücksichtigt und daher die Dauer der Vorfütterung zu kurz war. Die Notwendigkeit, diese länger auszudehnen, ist auch wohl der Grund dafür, daß, wie noch neuestens von KRAUT[16] betont wird, für den Menschen die bisherigen Angaben über die Ausnutzung der Nährstoffe in den einzelnen Nahrungsmitteln gar nicht zahlreich genug sind, um schon jetzt eine Übersicht zu gestatten.

Des weiteren ist die Kenntnis der normalen Dz. natürlich *auch vom praktischen Standpunkt* wichtig für die Tierzucht und jeden Tierhalter und Tierarzt, um die Ausgiebigkeit der Verdauung und Ausnutzung des Futters bei den Tieren beurteilen und bei Störungen des Durchgangsverlaufes die Fütterungsweise entsprechend regulieren zu können.

Die experimentelle Bestimmung der Dz. besonders bei unseren Nutztieren ist in größerem Umfange erst in Gang gekommen, nachdem wir in unserem Institut hierfür eine exakte und allgemein anwendbare Methode entwickelt hatten (LENKEIT und HABECK[24]). Hierbei kam es darauf an, als Leitsubstanz für das Versuchsfutter einen gefärbten Indikatorstoff zu finden, der im Gegensatz zu den meisten der früher verwendeten völlig den physiologischen Anforderungen entsprach: er mußte physiologisch indifferent sein und durfte keine Reizwirkungen auf den Darm ausüben, er mußte ferner resistent sein gegen die Verdauungssäfte, sich nicht entfärben, auch nicht auf anderen Darminhalt übergehen, der nicht zum Versuchsfutter gehörte, und schließlich in den Faeces leicht erkennbar sein. Hierfür bewährten sich uns mit Fuchsin-Diamant durch Adsorption echt gefärbte Getreidekörner und noch besser ebenso gefärbte winzige Roggenstrohteilchen, die mit einem besonderen Schneideapparat (COLUMBUS[6]) auf 1×2 mm zugeschnitten und zu 1000—20000 Stück der Versuchsration beigemischt und dann in den einzelnen mit Wasser aufgeschwemmten Kotportionen oder einem Teil des gut durchmischten Kotes wieder aufgesucht und ausgezählt wurden. Hierdurch läßt sich nicht nur in denkbar exakter Weise der Beginn und das Ende der Ausscheidung und hiermit die Dz. feststellen, sondern auch durch die täglichen Auszählungen der quantitative Verlauf der Ausscheidung von Tag zu Tag verfolgen und kurvenmäßig darstellen.

Mit dieser Methode wurden bei uns die Dz. bei den wichtigsten Tierarten bestimmt, so bei Hühnern und Tauben (HABECK[11]),

Schafen, Ziegen und Lämmern (LENKEIT[18], COLUMBUS[6], LENKEIT und COLUMBUS[23]), Schwein (LENKEIT[19]), Pferd (LENKEIT[20]), Hund und Ratte (BIESTER[3]), Kaninchen (MANGOLD[30], mit COLUMBUS und HOCK[34], mit SCHWARZ[33]) sowie bei der Schildkröte (SCHÄFF[42]). Auch zahlreiche andere Autoren haben sich inzwischen bei verschiedenen Tieren dieser Methode bedient, so besonders USUELLI mit SPIZZI[47] am Rind, mit FALASCHINI und ANGELUCCI[7,8] am Kamel, mit PIOLANTI[41] am Geflügel, mit GHINELLI an Kaninchen und Meerschweinchen[9,10], ferner ABGAROWICZ[1] an Kaninchen, PESSERL[40] bei Maulwurf und Maus, Fledermaus und Kanarienvogel.

II. Darmlänge und Durchgangszeit

Auf Grund dieses jetzt bereits vorliegenden großen Materials habe ich erstmalig die *absoluten Dl.* der genannten Tierarten mit ihren *Dz.* zusammengestellt und hieraus die *Durchgangsgeschwindigkeiten* berechnet. So enthält die Tab. 2 zunächst nach den schon oben besprochenen Angaben die Maße der Gesamtdarmlängen sowohl in ihrer Schwankungsbreite vom Minimum zum Maximum wie auch in den Mittel- oder z. T. auch Durchschnittswerten; daneben nach den soeben angeführten Arbeiten die Dz., bei denen der Beginn sowie das Ende der Ausscheidung mit ihren bei normalen Fütterungsweisen festgestellten Schwankungen vom Minimum zum Maximum und mit den aus diesen gezogenen Mittelwerten angegeben sind. Der Vergleichung sollen die Kolumnen der Mittelwerte für die *Dl.* und für das *Ende der Dz.* dienen, welch letztere die Gesamtdauer der Dz. bezeichnen. Hierbei zeigt sich nun zwar, daß den größten Dl. auch die längsten Dz. und den kleinsten Dl. die kürzesten Dz. entsprechen. Wenn wir aber aus den Dz., die in der enormen Spanne von 18 Tagen beim Kamel bis zu 3 Stunden beim Kanarienvogel variieren, z. B. die mittlere Größenordnung von 3,5—5 Tagen herausgreifen, so finden wir diese vertreten sowohl beim Pferd mit 30 und beim Schwein mit 22 m Dl. wie auch beim Kaninchen mit 5,6 m und bei Ratte, Taube und Huhn mit ihren nur etwa 1—2 m langen Därmen. Und wenn wir eine gleiche Dl. zugrunde legen, so haben wir bei 1 m Dl. bei der Taube nur 3,5 Tage, bei der Schildkröte aber 38 Tage als Dz., und bei 30 m beim Schaf 16 Tage, beim Pferd aber nur 3,5.

Es zeigt sich also, daß *zwischen Dl. und Dz. keine Proportionalität* besteht und daß die Länge der Dz. offenbar noch von zahlreichen sonstigen physiologischen Einflüssen bedingt wird. So wird der Unterschied zwischen Taube und Schildkröte wohl hauptsächlich auf dem zwischen Warm- und Kaltblütern beruhen. Hat doch bei Fischen bereits SCHEURING ([43] s. WUNDSCH[49]) die Abhängigkeit der Dz. von der Temperatur nach der RGT-Regel und NICHOLLS[38] die entsprechende Beschleunigung ihrer Verdauung durch höhere Temperaturen nachgewiesen, die er auf Verstärkung der Sekretion der Verdauungssäfte sowie der Fermentwirkung und der Motilität des Darmes zurückführt.

Und für den aufgeführten Gegensatz zwischen Schaf und Pferd können wir geltend machen, daß die Gesamt-Dz. bei den Wiederkäuern allein schon durch den nach Versuchen unseres Instituts (COLUMBUS[6]) nicht weniger als 5—12 Tage dauernden Aufenthalt des Futters im Pansen, der dem Pferde ja fehlt, beträchtlich verzögert wird, während diese Dz. sich bei jungen Schafen und Ziegen, solange die Milchnahrung noch durch die Schlundrinne unter Umgehung des Pansens direkt dem Labmagen zugeleitet wird, auf 11—16 Tage beschleunigt (LENKEIT und COLUMBUS[23], CAPOTOSSI[5]).

Ebenso wie der Vergleich der Dz. mit den absoluten Dl., so führt auch ihr *Vergleich mit den relativen Dl.* (vgl. Tab. 2, letzte Spalte, mit Tab. 1) nicht zu einheitlichen gesetzmäßigen Beziehungen. Natürlich entsprechen auch hier die längsten Dz. den größten Dl. Doch haben wir mehrfach ganz verschiedene Dz. bei gleichen relativen Dl. oder gleiche Dz. bei verschiedener Dl.

III. Physiologische Einflüsse auf die Durchgangszeiten

Wenn sich hiernach also zwischen Dl. und Dz. nur ganz ungefähre, jedoch keinerlei engere Beziehungen feststellen lassen, so müssen wir wohl annehmen, daß diese Beziehungen, ebenso wie schon die Dl. an sich, weitgehend von allerlei physiologischen und biologischen Einflüssen abhängig sind, die sich aus der Eigenart der verschiedenen Tiere und ihrers Futters ergeben und unterschiedliche Bedürfnisse der Aufnahme und Verarbeitung ihrer Nahrung bedingen. Wir denken hierbei von seiten der Tiere an die Einflüsse der Körpertemperatur (Kalt- und Warmblüter, Winterschlaf, Vögel mit über 40°), ferner der Körpergröße und -oberfläche, Wachstumsgeschwindigkeit sowie der Lebensweise, Art der Bewegung, Kriechen, Laufen, Schwimmen, Fliegen (Erleichterung des Körpergewichts), der Lebhaftigkeit der Bewegung, Jagen, Flüchten, Weiden, Domestikation, alles Bedingungen, welche sich auf die Lebhaftigkeit des Stoffwechsels, die Größe des Stoffumsatzes und hierdurch den Nahrungsbedarf, die Futtermenge pro Körpergewicht und die mehr oder minder gründliche Verdauung und Ausnutzung des Futters und auch ihren zeitlichen Ablauf auswirken müssen. Für diese stehen den Tieren nun auch ganz verschiedene anatomische Einrichtungen und physiologische Funktionen ihrer Verdauungsorgane zur Verfügung: Gebiß oder Kaumagen, Wiederkauen, Vormägen und Blinddärme für bakterielle Verdauung, Menge und Wirkungsstärke der Verdauungssäfte aus den Drüsen, motorische Funktionen des Magens und der Darmteile, Ausscheidung des Unverdauten durch den Kot oder anderweitige Entleerung von Hartteilen der Nahrung (Keratin, Chitin, Knochen, Kalkschalen) wie das Ausspeien der Gewölle bei Raubvögeln, von Knochen bei den Zahnwalen, Muschelschalen bei Seesternen (V. BUDDENBROCK[4], S. 615). Und von seiten des Futters kommen in Betracht: die Konsistenz, Teilchengröße und Zerkleinerungsgrad, Feuchtigkeit, Rohfaser- und Ballastgehalt und der Grad der Verdaulichkeit, der im allgemeinen bei der tierischen Nahrung ein höherer ist als bei der pflanzlichen.

Dies alles sind wohl Dinge, die, jedes in seiner Weise, bei der Ausgestaltung der Dl. wie auch für die Bemessung der Dz. der Nahrung bei den verschiedenen Tieren eine mitwirkende Rolle spielen und, wie wir sahen, es einstweilen unmöglich machen, zwischen Dl. und Dz. zu allgemein gültigen gesetzmäßigen Beziehungen zu gelangen.

C. Die Durchgangsgeschwindigkeit

I. Die Durchgangsgeschwindigkeiten bei Tieren mit langem und kurzem Darm

Für diese Bestrebungen schien es mir nun, wie oben schon angedeutet, zunächst wenigstens möglich, die Frage der *Durchgangsgeschwindigkeit*, mit der das Futter den Verdauungskanal passiert, herauszugreifen und erstmalig zu untersuchen. Dabei sollten die Durchgangsgeschwindigkeiten (Dg.) auch mit der Dl. in Beziehung gesetzt werden, um zu sehen, ob die Dg., d. h. die zur Durchmessung einer Längeneinheit des Magendarmkanals verwendete Durchschnittszeit, im allgemeinen überall die gleiche ist oder ob den verschiedenen Dl. auch wesentliche Unterschiede in der Dg. entsprechen. Es war wohl zu erwarten, daß sich die Dg. weitgehend der verschiedenen Dl. anpassen muß und beide aufeinander abgestimmt sein werden, damit die Verdauung der Nahrung in optimaler Weise erfolgen kann. Hierfür ist nicht nur die verdauende und resorbierende innere Oberfläche des Darmrohres und dessen entsprechende Länge erforderlich, sondern auch die Gewährung der nötigen Zeit für die Einwirkung der Fermente und Bakterien sowie für die Resorption der Nährstoffe, mithin die jeweils geeignete Dg. Bei kurzem Darm muß eine zu große Dg. zu mangelhafter Ausnutzung des Futters führen, während bei großer Dl. zu geringe Dg. eine Behinderung des ausreichenden Nachschubs zur Folge haben wird. Daher ist *bei großer Dl. die größere Dg. und bei geringerer Dl. eine kleinere Dg.* zu erwarten. Daß dies auch durch die tatsächlichen Verhältnisse bestätigt wird, geht aus Tab. 3 hervor, in welcher die für die verschiedenen Tierarten berechneten Dg. ihren absoluten Dl. gegenübergestellt sind. Für die Dl. sind hier die Mittelwerte aus Tab. 2 eingetragen. Aus diesen Mittelwerten und denjenigen der Tab. 2 für die Dz. sind die Werte für die Dg. sowohl in cm pro Stunde wie in m pro Tag berechnet und in Tab. 3 angegeben. Zu dieser Berechnung ist darauf hinzuweisen, daß sie auch natürlich nur mittlere Werte ergeben konnte, die nur eine annäherungsweise Gültigkeit beanspruchen dürfen, da sich in ihnen alle Fehler addieren, die sich aus der Zusammenfassung der beträchtlichen Schwankungsbreite der Dl. und Dz. (s. Tab. 2) in Mittelwerte ergeben, die ja allein bei dieser Berechnung als Grundlagen benutzt werden konnten. Auch muß bedacht werden, daß die Geschwindigkeit für den Gesamtdurchgang von der Aufnahme eines Futters bis zum Ende der Ausscheidung seiner Reste im Kot die Resultante aus den verschiedenen Geschwindigkeiten darstellt, mit der sich das Futter in den einzelnen Ab-

Tabelle 3

Durchgangsgeschwindigkeit und absolute Darmlänge

(Geordnet nach den Darmlängen)

Tierart	Darmlänge	Durchgangsgeschwindigkeit *cm pro Stunde*	Durchgangsgeschwindigkeit *m pro Tag*
Rind	51	**17,7**	4,2
Kamel	42	**9,7**	2,3
Schaf	31	**8,1**	1,9
(Pferd)	30	**35,7**	8,5
(Schwein)	22	**22,9**	5,5
Kaninchen	5,6	**4,7**	1,1
Hund	5	**7,7**	1,8
Huhn	1,8	**2,1**	0,5
Ratte	1,26	**1,1**	0,2
Taube	1	**1,2**	0,2
(Schildkröte)	0,9	0,1	0,02
Maus	0,54	**6,4**	1,5
(Kanarie)	0,34	11,3	2,7
Fledermaus	0,23	**3,3**	0,7

schnitten des Magendarmkanals fortbewegt. Trotzdem gestattet die Tab. 3 wohl eine orientierende Übersicht. Sie ist geordnet nach abnehmender Dl.

Die Betrachtung dieser Tabelle zeigt, daß die *Dg. bei den verschiedenen Tierarten* überraschend *große Unterschiede* aufweist. Selbst wenn man von der Schildkröte mit 0,1 cm/h als Kaltblüter absieht, besteht doch zwischen der Ratte mit 1,1 gegenüber dem Pferd mit 35,7 cm/h eine gewaltige Spanne. Demgegenüber variiert die absolute Dl. von der Fledermaus bis zum Rinde im Verhältnis von 1:222, und im Vergleich zu dem Verhältnis der Dz., das, wenn wir wieder die Schildkröte herausnehmen, von der Kanarie bis zum Kamel (s. Tab. 2) 1:144 beträgt, läßt doch das soviel engere von 1,1:35,7 für die Dg. erkennen, daß diese auf einer viel einheitlicheren physiologischen Funktion beruht, die freilich auch noch von mancherlei biologischen Einflüssen überlagert wird.

Für die Schildkröte mit ihrer geringsten Dg. von 0,1 cm pro Stunde dürfen wir annehmen, daß diese auf ihrer Kaltblütereigenschaft beruht.

Wenn wir bei den übrigen Tieren den Vergleich durchführen, so sehen wir, daß mit wenigen Ausnahmen, die, in der Tab. 3 mit einer Klammer versehen, noch besonders erklärt werden müssen, ganz allgemein und mit geringen Überschneidungen *die Dg. stetig mit der Dl. abnimmt. Den längsten Därmen entspricht die größte Dg, den kurzen aber der langsamste Durchgang.*

Daß dies zugunsten einer optimalen Ausnutzung der Nahrung so sein muß, ergibt sich aus einfachen Berechnungen. Wenn z. B. bei der Fledermaus die Dg. statt 3,3 cm/h so wie beim Pferde 35,7 betragen würde, so würde der Durchgang bei ihrem kurzen, nur 23 cm langen Magendarmkanal statt in 7 h (s. Tab. 2) bereits in 36 Minuten beendet sein. Dies würde aber einen durchfallähnlichen Zustand bedeuten, bei dem in so kurzer Zeit die Nahrung unmöglich genügend verdaut und resorbiert werden könnte. Das gleiche würde für die Ratte gelten, bei der, wenn die Dg.

statt 1 cm/h so wie beim Pferde 35,7 betragen würde, der Durchgang durch ihren 1,26 m langen Darm schon in $3^1/_2$ h statt erst in 5 Tagen vollendet sein würde. Und wenn wir umgekehrt beim Pferde statt seiner Dg. von 35,7 cm/h die so viel langsamere der Ratte von 1 cm/h einsetzen, so kommen wir bei dem 30 m langen Darm des Pferdes auf eine physiologisch unmögliche Zeit von 125 Tagen, die die Nahrung hier statt der normalerweise festgestellten 3,5 Tage gebrauchen würde, um den 30 m langen Darm zu durchwandern; beim Rinde mit seiner Darmlänge von 50 m kämen wir entsprechend sogar auf 208 Tage. Das wären aber Dz., bei denen der Darminhalt praktisch fast in Stagnation und jedenfalls in völlige bakterielle Auflösung geraten würde und auch für den zur Deckung des Nahrungsbedarfes erforderlichen Nachschub kein genügender Platz bleiben würde.

Wir dürfen also wohl die aus unseren Befunden mit einiger Gesetzmäßigkeit zutage tretende Einrichtung, daß sich die Dg. bei den Tieren mit größerer Dl. erhöht und bei kleineren Dl. verlangsamt, als eine sinnvolle physiologische Anpassung zugunsten einer jeweils optimalen Ausnutzung der Nährstoffe ihres Futters auffassen.

Dies schließt nicht aus, daß das *gesetzmäßige Parallelgehen der Abnahme der Dg. mit abnehmender Dl.* beim Überblick über eine größere Tierreihe von *Ausnahmen* durchbrochen wird, wie sie auch in der Tab. 3 ohne weiteres auffallen. Bei diesen handelt es sich offenbar um besondere biologische Verhältnisse, die hier ihren modifizierenden Einfluß geltend machen. Wenn z. B. das Pferd und Schaf bei gleicher Dl. eine so unterschiedliche Dg. von 35,7 gegen nur 8 cm/h aufweisen, so könnte man dies wohl auf die schnellere Beweglichkeit des Pferdes als flüchtendes Steppentier beziehen, die eine raschere Entleerung erfordert, um den Körper zu entlasten und leicht beweglich zu erhalten. Hiermit ist für das Pferd freilich auch der bekannte Nachteil verbunden, daß es die Nährstoffe seines Futters nicht so weitgehend verdaut als die Wiederkäuer (s. MANGOLD[29]). Daß von diesen, die mit Rind, Kamel und Schaf in der Tabelle vertreten sind, das Rind etwa die doppelte Dg. aufweist als die beiden anderen, könnte wohl darauf beruhen, daß die beim Rinde hierbei zugrunde gelegte Angabe für die Dz. nur von *einer* bisherigen Untersuchung herrührt (USUELLI[47]) und mit den dabei gefundenen 12 Tagen vielleicht noch nicht einem größeren Durchschnitt entspricht, wie er beim Schaf aus zahlreicheren Versuchen vorliegt.

Die größere Dg. von 22,9 cm/h beim Schwein gegenüber den Wiederkäuern läßt sich aber biologisch wohl zwanglos erklären durch die bei diesem Tiere bekannte und für seine besondere Frohwüchsigkeit und Masteignung notwendige Fähigkeit, große Futtermengen auch bei etwas schnellerem Durchgang optimal auszunutzen.

Im übrigen aber verlaufen die Werte der Tab. 3 für die Dg. vom Rind bis zur Taube in guter Übereinstimmung mit der aufgestellten Gesetzmäßigkeit. Daß bei ziemlich gleicher Dl. die Dg. beim Kaninchen kleiner ist als beim Hund, scheint biologisch dadurch begründet, daß es als Pflanzenfresser einer gründlicheren Verarbeitung seines Futters bedarf, während der Hund als Carnivore mit seiner intensiveren Verdauung, z. B. dem stärkeren Säuregehalt seines Magensaftes, auch mit einem rascheren Durchgang auskommt, der zugleich, analog dem Pferde, seiner lebhafteren Beweglichkeit zugute kommt.

Auch zwischen Huhn und Taube bestätigt sich unser Gesetz. Dagegen zeigen Ratte und Maus das umgekehrte Verhalten, und bleibt die 6mal größere Dg. der Maus im Hinblick auf die sehr ähnliche Lebens- und Ernährungsweise der beiden Tiere noch unverständlich.

Die kleinsten Tiere der Tabelle, Kanarienvogel und Fledermaus, bedürfen noch besonderer Betrachtung. Die Dg. sind hier aus den Angaben von PESSERL[40] für die Dl. und Dz. berechnet, welch letztere sie vergleichend bei diesen Tieren sowie bei Maus und Maulwurf nach unserer Methode bestimmte. Hierbei ergab der Vergleich zwischen Kanarie und Maus, daß sowohl der Beginn wie das Ende der Ausscheidung bei dem Vogel schon in 1/3 der Zeit wie bei der Maus erfolgte, so daß die Maus also für die gleiche Nahrungsmenge die dreifache Zeit verbraucht. Dabei wurde nach den begleitenden Stoffwechselversuchen bei beiden das Futter in gleichem Grade ausgenutzt. Ähnliche Verhältnisse fand PESSERL beim Vergleich zwischen Fledermaus und Maulwurf, und sie faßt diese beschleunigte Verdauung bei den Fliegern unter diesen Tieren als eine Anpassung an das Flugvermögen auf, indem bei ihnen, neben der schon anatomisch das Körpergewicht verringernden kleineren Dl., auch die kürzere Dz. durch schnellere Abgabe des unverdauten Ballasts ihre Flugfähigkeit erhöht. Hierin ist gewiß auch der Grund für die bei Kanarie und Fledermaus bestehende Abweichung von unserem Gesetze zu sehen, nach dem diese Tiere, im Verhältnis zu ihrer geringen Dl., mit 11,3 bzw. 3,3 cm/h eine eigentlich viel zu große Dg. des Darminhalts besitzen.

Nachdem wir eingangs bei Vergleichung *der relativen* Dl. festgestellt hatten, daß ihre Werte sich zwischen *Herbi-*, *Omni- und Carnivoren* innerhalb einer fast gleichen Schwankungsbreite überschneiden, sei hier darauf hingewiesen, daß dasselbe, wie Tab. 3 erkennen läßt, auch für *die Dg.* in diesen 3 Gruppen zutrifft, so daß auch deren Unterschiede, außer, wie erwähnt, vielleicht zwischen Kaninchen und Hund, jedenfalls *nicht wesentlich durch die Verschiedenheit des Nahrungsregimes beeinflußt* werden.

II. Zur physiologischen Analyse der unterschiedlichen Durchgangsgeschwindigkeiten

Als Konsequenz aus der im vorhergehenden erstmalig nachgewiesenen Tatsache, daß die Dg. bei verschiedenen Tierarten so außerordentlich große Unterschiede aufweist, die sich bei den warmblütigen Tieren auf Werte von 8,57 bis 0,25 m pro Tag oder von 35,7 bis 1 cm pro Stunde erstrecken, ergibt sich nun die physiologische Fragestellung, durch welche anatomischen oder physiologischen Unterschiede diese Verschiedenheiten der Dg. bedingt werden und wie es sein kann, daß das Futter im Magendarmkanal bei der einen Tierart in jeder Stunde um durchschnittlich 35 cm, bei anderen aber um 8 oder gar nur um 1 cm weiterbefördert wird. Hier stoßen wir nun auf eine terra incognita, und soweit mein Wissen reicht, fehlen hier alle physiologischen Grundlagen zur Beantwortung. Es fehlt noch fast völlig an vergleichend physiologischen Versuchen über die Ursachen der verschiedenen Geschwindigkeit im Ablauf der Verdauung bei den einzelnen Tierarten. Wir können nur sagen, daß diese durch eine verschiedene *Intensität der chemischen wie der mechanischen Verdauungsfunktionen* bedingt sein müssen. Und hinsichtlich der chemischen kennen wir, wie schon erwähnt, z. B. die Unterschiede der Magensäure und z. T. auch des Fermentgehaltes der Verdauungssäfte zwischen manchen Tierarten. Schon aber über die Geschwindigkeit der Resorption der Nährstoffe im Darm, von der ja ebenso wie von der Stärke der Verdauungssäfte die Möglichkeit einer schnelleren Weitergabe abhängen muß, sind vergleichende Versuche wohl noch kaum angestellt.

Man wird aber annehmen dürfen, daß das ausschlaggebende Moment für die Dg. noch mehr als im Chemismus in der *Mechanik der Verdauung* zu suchen ist, in der als treibende Kraft wirkenden Motorik der Verdauungsorgane, des Magens und Darmes, in der Stärke ihrer Muskulatur, der Frequenz und Kraft ihrer peristaltischen Bewegungen und ihrer Beherrschung durch intra- oder extramural gelegene Nervensysteme. In deren anatomischer und funktioneller Ausgestaltung sind offenbar die Möglichkeiten zu den Anpassungen gegeben, die uns hier in den Verschiedenheiten der Dg. entgegentreten und uns als biologisch durchaus verständliche Analogien erscheinen zu den bekannten Anpassungen vom Bau und Funktion des Herzens oder der Atmungsorgane an die sich aus der Lebensweise der Tiere ergebenden

Bedürfnisse. Auf diesen Gebieten des Chemismus und besonders des Mechanismus des Magendarmkanals müßten die vergleichend physiologischen Untersuchungen einsetzen, um uns die hier besprochenen Anpassungen der Dg. physiologisch verständlich zu machen.

D. Zusammenfassung

Eine kausale Beziehung zwischen der relativen Darmlänge (relativ zur Körperlänge) verschiedener Tierarten und ihrem Ernährungsregime läßt sich als allgemeines Gesetz nicht aufrechterhalten. Das Verhältnis der Körper- zur Dl. variiert bei Herbivoren zwischen 1:27 und 1:5, bei Omnivoren zwischen 1:26 und 1:3 und bei Carnivoren zwischen 1:32 und 1:1.

Um zu neuen vergleichbaren Grundlagen zu gelangen, muß die Messung der absoluten Dl. methodisch exakt und einheitlich gehandhabt werden. Auf die außerordentlich großen individuellen Schwankungen der Dl. wird hingewiesen.

Es wird angeregt, die relativen Darmlängen bei verschiedenen Tierarten auf die Körpermasse und -oberfläche zu beziehen.

Nach Besprechung der Methodik zur Messung der Durchgangszeit des Futters durch den Magendarmkanal werden die bisher bei verschiedenen Tierarten bestimmten Dz. mit den Dl. dieser Tiere vergleichend nebeneinandergestellt. Hierbei entsprechen den größten Dl. nur zum Teil auch die längsten Dz. und läßt sich allgemein zwischen Dl. und Dz. keine Proportionalität erkennen. Die Beziehungen zwischen beiden werden vielmehr offenbar durch zahlreiche physiologische Einflüsse überlagert.

Von diesen wird hier erstmalig die Durchgangsgeschwindigkeit der Nahrung bei Tieren mit langem und kurzem Verdauungskanal untersucht, und es ergibt sich aus der Nebeneinanderstellung der mittleren absoluten Dl. mit den aus diesen und den mittleren Dz. berechneten Dg. die gesetzmäßige Beziehung, daß die Dg. bei den größten Dl. am größten ist und mit der Dl.

stetig abnimmt. Die höchste Dg. fand sich beim Pferd mit 35,7 cm pro Stunde, die niedrigste bei der Ratte mit 1 cm und bei der Schildkröte als Kaltblüter mit 0,1 cm pro Stunde.

Einige Ausnahmen von der hier aufgestellten Regel ließen sich zwanglos auf besondere, bei den betreffenden Tieren vorliegende biologische Bedingungen zurückführen.

Zum Schluß wird auf die physiologischen Funktionen im Chemismus und Mechanismus der Verdauungsorgane als Ursache der verschiedenen Dg. bei Tieren mit verschiedener Dl. hingewiesen und die Notwendigkeit vergleichend physiologischer Untersuchungen zu ihrer Erklärung hervorgehoben.

Literaturverzeichnis

[1] ABGAROWICZ, F.: Untersuchungen über den Einfluß des Ballastes in der Nahrung des Kaninchens. Juris-Verlag Zürich, 1948.

[2] BABAK, E.: Über den Einfluß der Nahrung auf die Länge des Darmkanals. Biol. Zentralbl. 23, 1903.

[3] BIESTER, R.: Der Einfluß körperlicher Bewegung auf den Durchgang der Nahrung durch den Magendarmkanal bei Hunden und Ratten. Arch. f. Tierern. u. Tierz. 7, 1931, 109.

[4] BUDDENBROCK, W. v.: Grundriß der vergleichenden Physiologie, 1. Teil. Verlag Bornträger, Berlin 1924.

[5] CAPOTOSSI, A.: La Clinica veterinaria. 1936.

[6] COLUMBUS, A.: Der quantitative Verlauf der Entleerung des Pansens bei Schafen und Ziegen mit Berücksichtigung der Gesamtentleerung des Magen- und Darmkanals. Diss. Landw. Hochsch. Berlin 1934.

[7] FALASCHINI, A.: Fisiologia e medicina 6, 1935, Fasc. 6, S. 1.

[8] FALASCHINI, A., u. P. ANGELUCCI, Rivista di Biol. 22, 1937, Fasc. 3.

[9] GHINELLI, J.: Esperienze sui tempi di passaggio degli alimenti nell'apparato digerente dei conigli e delle cavie. Bolletino della Soc. Eustachiana 23, 1935, 227.

[10] GHINELLI, J.: Contributo allo studio delle turbe dell'apparato digerente nelle avitaminosi. Biochimica & Terapia sperimentale 23, 1936, 65.

[11] HABECK, R.: Die Durchgangszeiten verschiedener Futtermittel durch den Verdauungskanal bei Hühnern und Tauben. Arch. f. Tierern. u. Tierz. 2, 1930, 626.

[12] HAESLER, K.: Der Einfluß verschiedener Ernährung auf die Größenverhältnisse des Magen-Darmkanals bei Säugetieren. Zeitschr. f. Tierzüchtung u. Züchtungsbiol. 17, 1930, 339.

[13] HESSE, R., u. F. DOFLEIN: Tierbau und Tierleben. Bd. 1. B. G. Teubner, Leipzig u. Berlin 1910.

[14] HILZHEIMER, M.: Handb. d. Biol. d. Wirbeltiere. Verlag F. Enke, Stuttgart 1913.

[15] KIENITZ, M.: Größenverhältnisse von Magen und Darm bei verschiedenen Hunderassen. Unveröffentl. Diss. Tierärztliche Hochschule, Berlin. 1921.

[16] KRAUT, H., BRAMSEL, WECKER: Bioch. Ztschr. 320, 1950, 426.

[17] LEHMANN, F.: Die Ernährung der Schweine durch Weidegang und voluminöse Futtermittel. Jahrb. d. Deutschen Landw.Ges. 34, 1919.

[18] LENKEIT, W.: Die Durchgangszeiten des Futters und der quantitative Verlauf der Ausscheidung durch den Verdauungskanal der Wiederkäuer, nach Versuchen an Schafen. Wiss. Arch. f. Landw. Abt. B: Tierernährung u. Tierz. 3, 1930, 631.

[19] LENKEIT, W.: Die Durchgangszeit der Nahrung und der Verlauf der Ausscheidung durch den Verdauungskanal der Schweine. Arch. f. Tierernährung u. Tierz. 5, 1931, 376.

[20] LENKEIT, W.: Die Durchgangszeiten des Futters durch den Verdauungskanal der Haustiere. Berliner Tierärztl. Wochenschr. 48, 1932, 17.

[21] LENKEIT, W.: Neuere Ergebnisse der vergleichenden Physiologie der Verdauung der Säugetiere. Erg. d. Physiol. 35, 1933, 589.

[22] LENKEIT, W.: Der Einfluß verschiedener Ernährung auf die Größenverhältnisse des Magen-Darmkanals beim Geflügel. Arch. f. Geflügelkde. 8, 1934, 116.

[23] LENKEIT, W., u. A. COLUMBUS: Zur Prüfung des Schlundrinnenreflexes. Arch. f. wiss. u. prakt. Tierheilkde. 68, 1934, 126.

[24] LENKEIT, W., u. R. HABECK: Zur Bestimmung der Durchgangszeiten der Nahrung durch den Verdauungskanal verschiedener Tiere. Arch. f. Tierern. u. Tierz. 2, 1930, 517.

[25] MANGOLD, E.: Die Totenstarre der glatten Muskulatur. Ergebn. d. Physiologie 25, 1926, 46.

[26] MANGOLD, E.: Die Verdauung bei den Wiederkäuern. In E. Mangold, Handbuch der Ernährung und des Stoffwechsels der landwirtschaftlichen Nutztiere. Berlin, Springer 1929, Bd. 2, 227.

[27] MANGOLD, E.: Die Verdauung des Geflügels. In E. Mangold, Handb. d. Ern. u. d. Stoffw. der landw. Nutztiere. Berlin, J. Springer, 1929, Bd. 2.

[28] MANGOLD, E.: Über die Möglichkeit einer Darmweitung bei Schweinen. Ztschr. f. Schweinezucht 37, 1930.

[29] MANGOLD, E.: Die unterschiedliche Verdaulichkeit der Futtermittel bei den verschiedenen Nutztierarten. Der Forschungsdienst. 1, 1936, 284.

[30] MANGOLD, E.: Die Wirkungen des Sägemehles bei der Fütterung. Ratgeber für Kaninchenzüchter. 15, 1937, Nr. 32, 529.

[31] MANGOLD, E.: Ernährung und Fütterung des Hundes. Verlag Dr. Paul Schöps, Leipzig. 1938.

[32] MANGOLD, E.: Die Verdauung bei den Nutztieren. Akademie-Verlag, Berlin 1950.

[33] MANGOLD, E.: Die Futter-Durchgangszeiten beim Kaninchen. Arch. f. Tierernährung. Akademie-Verlag, Berlin. 1, 1951, 136.

[34] MANGOLD, E., A. COLUMBUS, A. HOCK: Versuche über den Einfluß des Sägemehls auf den Ablauf der Verdauung und auf die Verdaulichkeit des Futters beim Kaninchen. Arch. f. Geflügelkde. 11, 1937, 305.

[35] MANGOLD, E., u. R. FANGAUF: Handbuch der Kaninchenfütterung. Neumann-Verlag, Radebeul 1950.

[36] MANGOLD, E., u. K. HAESLER: Der Einfluß verschiedener Ernährung auf die Größenverhältnisse des Magendarmkanals bei Säugetieren (nach Versuchen an Ratten). Wiss. Arch. f. Landw. Abt. B: Tierernährung u. Tierzucht 2, 1930, 279.

[37] MEIER, K.: Beiträge zum Stoffwechsel der Kaninchen. Promotionsarbeit der Eidgen. Techn. Hochschule Zürich, 1920.

[38] NICHOLLS, J. V. V.: The influence of temperature on Digestion in fundulus heteroclitus. Contributions to Canadian biol. and fisheries. 7, 1931, 47.

[39] NICKEL, R.: Über die Ermittlung der Länge und Lage des Verdauungskanals. Ztschr. f. d. ges. exper. Med. 91, 1933, 193.

[40] PESSERL, A.: Beziehungen zwischen Bau des Darmtrakts, Auswertung der Nahrung und Flugvermögen bei Wirbeltieren. Ztschr. f. vergl. Physiol. 27, 1939, 251.

[41] PIOLANTI, R.: Ricerche sul tempo di permanenza degli alimenti nell'apparato digerente dei polli in funzione all'età. Bologna. 1938.

[42] SCHÄFF, E.: Verdauungsversuche an Schildkröten mit besonderer Berücksichtigung der Durchgangszeiten. Arch. f. Tierern. u. Tierz. 6, 1931, 380.

[43] SCHEURING, L.: Beziehungen zwischen Temperatur und Verdauungsgeschwindigkeit bei Fischen. Ztschr. f. Fischerei 26, 1928, 231.

[44] SOBOTTA, J.: Kurzes Lehrbuch der deskriptiven Anatomie des Menschen. Lehmanns medizinische Atlanten. 2. Aufl. S. 330.

[45] SPALLANZANI, L.: Versuche über das Verdauungsgeschäft des Menschen und verschiedener Tierarten. Übers. von Michaelis. Leipzig, Verlag Dykische Buchhandlung. 1785.

[46] USCHMANN, G.: Die Mitschurinsche Methode in der Zoologie. Mitt. d. DLG. 3, 1950, 263.

[47] USUELLI, F.: Esperienze sui tempi di permanenza dell'alimento nel rumine dei bovini. Profilassi. Riv. Mens. di Path. Compar. 6, 1933, 7.

[48] VAN DER REIS, V., u. F. SCHEMBRA. Ztschr. f. d. ges. exp. Med. 43, 1924, 94.

[49] WUNDSCH, H.: Nahrung, Verdauung und Stoffwechsel der Fische. In E. Mangold, Handbuch (s. Nr. 26) Bd. 3, 1931, 564.

Bei Fragen zur Produktsicherheit wenden Sie sich bitte an:
If you have any questions regarding product safety,
please contact:

Walter de Gruyter GmbH
Genthiner Straße 13
10785 Berlin
productsafety@degruyterbrill.com